AF311123

[illegible]

OBSERVATION

SUR

UN CAS DE LUXATION COMPLÈTE

DE L'ASTRAGALE

Luxation en avant et en dehors avec renversement complet et rotation sur l'axe
vertical — Extraction de l'os luxé — Guérison.

PAR

Albert-Joseph DEVOISINS

Docteur en médecine

Aide-major de 1re classe au 5e bataillon territorial de zouaves

Ancien conseiller général

MÉDECIN A RABODANGES (ORNE)

ALENÇON

IMPRIMERIE & LITHOGRAPHIE MARCHAND-SAILLANT

—

1885

*A Monsieur le Directeur du « **Concours Médical** » organe officiel des syndicats des médecins de France.*

Monsieur le Directeur,

On n'a pas tous les jours dans nos campagnes des cas chirurgicaux présentant un certain intérêt et cela provient en partie de ce que Messieurs les rebouteurs les accaparent. Il en sera longtemps ainsi et nos *pseudo-confrères* pourront encore goûter d'heureux jours, car si j'en crois un de mes voisins, l'idée de la création d'un Syndicat médical ne gagne pas de terrain dans la région.

Quoi qu'il en soit, je dois reconnaître qu'un *ossier* appelé pour soigner le malade dont je vous envoie l'observation *a bien voulu* conseiller à la famille de s'adresser à un médecin patenté.

Le fait est remarquable, il méritait d'être cité. Je pense qu'il se renouvellera chaque fois que l'artiste effrayé par un traumatisme considérable pourra prévoir presque à coup sûr une issue

---

L'observation qui fait l'objet de cette brochure a été publiée par le « Concours Médical » Paris 1883.

funeste, dans ces cas désespérés, mais alors seulement, le rebouteur avoue qu'il y perd son latin. — Chose facile en somme comme vous pouvez le penser.

Il y aurait de bien belles choses à dire sur ce triste sujet si les faits n'en disaient pas plus que les paroles.

N'est-il pas démontré que l'état nous prend tout et ne nous donne rien en échange ? à lui nos frais d'études, à nous le droit d'être rongés par les parasites de la profession.

Nos magistrats, qui ont quelque fois besoin de nous cependant, ne perdent pas une occasion de nous écraser, et vous verrez que mon honorable compatriote et maître, le professeur Labéda de Toulouse en sera pour ses frais — la cause qu'il défend en ce moment est vraiment trop simple et trop juste pour pouvoir être gagnée !

Si un tel état de choses doit durer, plutôt mille fois la grande liberté comme en Amérique, que cette protection toujours accordée aux délinquants, toujours refusée aux docteurs. Ce système aurait au moins le mérite de la franchise et le public ignorant et crédule se lasserait plus vite du charlatan en liberté que de celui qui peut comme aujourd'hui s'insinuer secrètement auprès de lui et se donner les apparences du mystère en attendant celles du martyre.

Je compte dans les communes que je visite habituellement dix médecins *spécialistes*; l'un quitte sa charrue pour combattre la jaunisse, l'autre possède l'art de guérir les panaris ainsi

que peuvent en témoigner une légion de
doigts privés de leur phalangette , les
échauffaisons et *les coups de sang* n'ont pas de
secrets pour un troisième... J'en passe et des
plus redoutables.... !

Ajoutez à cette savante collection deux sages-
femmes par village et une par hameau, vous
aurez une idée nette de la façon dont sont
exécutées les lois qui nous protègent.

Dieu nous garde de nous plaindre, nous aurions
vécu! — Vienne un syndicat, nous le sollicitons
de tous nos vœux *au nom de la liberté* et peut
être alors, et alors seulement nous pourrons
revivre.

En attendant et profitant de la permission du
rebouteur rusé qui dans la circonstance a bien
voulu me céder le pas, je vous envoie la relation
d'un cas assez important.

Cette observation , malgré de nombreuses
lacunes, possède à défaut d'autres mérites celui
de la rareté.

Je n'ai rien trouvé dans mes souvenirs de
scolarité ; rien dans ma bibliothèque. Ceci
s'expliquerait à la rigueur, car mes souvenirs
sont déjà loin, et ma bibliothèque, hélas! est
bien petite.

Enfin voilà tantôt dix ans que j'exerce à la
campagne et je n'ai jamais observé un cas
analogue.

J'ai trouvé dans le recueil du journal de
chirurgie pratique (art. n° 3,953, année 1850) une
observation de M. le docteur Chabannon, d'Uzès

(Gard), qui offre avec la mienne une lointaine analogie — et c'est tout.

J'ai donc a vous entretenir d'un cas de luxation complète de l'astragale en avant et en dehors , avec renversement sens dessus dessous et rotation de l'os luxé sur l'axe vertical. L'extraction a été pratiquée et la guérison (je veux dire la seule guérison pouvant être obtenue), s'en est suivie.

Si cette observation offre de l'intérêt comme je le crois, les confrères du « Concours » la liront avec plaisir ; si je me trompe, si j'ai eu la main malheureuse, vous voudrez bien admettre paternellement que je n'ai rien dit tout en me tenant compte de l'intention.

Veuillez agréer Monsieur le directeur, l'assurance de mes sentiments respectueux.

D^r D.

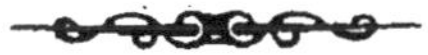

OBSERVATION

—

Le nommé Laurent Legros, employé de chemin de fer, habitant le village de Ménil-Vin (Orne), est un homme âgé de 49 ans, d'une taille assez élevée, d'une constitution robuste, d'un tempéramment lymphatico-sanguin.

Actif et laborieux, il jouit habituellement d'une bonne santé, et, contrairement aux habitudes locales il ne consomme que des quantités raisonnables d'eau-de-vie.

Le 26 septembre 1882, vers 9 heures du matin, il venait de charger sur son épaule gauche un demi-hectolitre de blé, et les pieds dans ses sabots, il gravissait les degrés d'un escalier en bois conduisant au grenier.

A une hauteur de deux mètres au dessus du sol, la marche sur laquelle il portait en ce moment céda sous son poids et il tomba à la renverse au bas de l'escalier sans qu'il ait été possible de préciser sur quels points les pieds avaient heurté. On constata qu'il avait perdu ses sabots en tombant

Les premières personnes qui accoururent, trouvèrent Legros couché sur son dos, les jambes étendues, et, suivant l'expression d'un témoin on remarqua aussitôt que *le dessous du pied gauche regardait le pied droit.* Du reste, on ne trouva ni plaie ni excoriation.

Malgré la violence du choc, le malade n'avait pas perdu connaissance. Il fut immédiatement porté sur son lit.

Le soir du même jour un confrère fut appelé et dut faire quelques tentatives de réduction qui restèrent sans résultat. Nous verrons dans la suite qu'il ne pouvait en être autrement.

L'état général était satisfaisant.

Cependant, le pied que l'on s'appliquait à maintenir dans la meilleure position possible, persistait à se déjeter en dedans, et, par un mouvement lent mais continu son axe tendait à se confondre avec celui de la jambe, de telle sorte que le talon restant toutefois en dedans, la face plantaire se rapprochait des draps du lit le cou de pied s'ouvrant de plus en plus en avant.

— Compresses froides. — Alcool camphré. —

Le gonflement prenait peu à peu des proportions plus considérables et le 1er octobre, cinq jours après l'accident, sur un point situé en avant et en dehors entre la malléole externe et l'apophyse du 5e métatarsien, la peau prit une teinte noirâtre.

Peu de temps après les téguments amincis se déchirèrent, laissant voir une saillie osseuse, légèrement convexe qui ne pouvait être que la tête de l'astragale.

Un nouveau confrère visita le malade et essaya

de relever un peu le pied qui était devenu comme la continuation de la jambe en ligne droite.

Toutes les précautions d'usage furent prises pour maintenir l'état général dans de bonnes conditions.

Appelé à voir le malade le 18 octobre, je lui dis que je reviendrais avec son médecin, mais une circonstance fortuite m'ayant empêché d'être exact au rendez-vous, je ne revis Laurent Legros que le 10 novembre.

C'est pendant cette période qu'ayant reçu la visite d'un rebouteur qui ne toucha à rien, il se décida à se confier à mes soins.

— *10 Novembre.* — Etat du malade. —

Le pied était toujours dans la même position, le talon tourné et dévié en dedans, le métatarse fléchi et horizontal. L'inflammation était devenue extrême, la moindre pression déterminait des douleurs atroces ; la jambe très-gonflée jusqu'au milieu de sa hauteur avait approximativement un volume double de celui de la jambe droite.

Un abcès venait de s'ouvrir en dedans du tendon d'achille, il s'en écoulait une matière séro-sanguinolente.

Je n'eus pas un instant la pensée, on le comprendra aisément, de me rendre un compte exact de ce que pouvaient avoir été les lésions osseuses qu'un tel état de choses faisait supposer ; la peau tendue violacée et brillante cachait toute espèce de saillie ; une odeur fétide régnait dans la chambre.

Le malade attendait... Mes confrères avaient proposé l'amputation de la jambe. J'avoue que je ne voyais de salut que dans cette opération. Il fallait opérer, et opérer vite, car la fièvre était là, les fonctions digestives languissaient, le sommeil avait disparu, nous n'avions déjà plus un blessé mais bien un malade à amputer.

Malheureusement Laurent Legros déclara nettement qu'il ne consentirait jamais à l'amputation ; à *cela près*, il me laissait, disait-il, toute liberté d'action.

La tête de l'astragale était toujours dans la même position, sa surface concave tournée franchement en dehors, et dans une immobilité complète.

Je proposai l'extraction qui fut repoussée.

PRESCRIPTION :

> Sulfate de quinine 0,60. — Extrait de quinquina. — Rhubarbe. — Vin de quasia. — Injections d'une solution phéniquée dans le trajet fistuleux de l'abcès. — Compresses phéniquées.

11 Novembre. — Soir.

Même situation. — Nuit très-mauvaise. — La température s'est élevée. La plaie qui contourne

la tête de l'astragale produit une petite quantité
de pus. La peau s'excorie sur deux points qui
paraissent correspondre à la malléole interne.
Vive douleur sur ces points.

> Même traitement. — Injec-
> tions phéniquées abon-
> dantes. — Pansement
> des points excoriés.
> Avec :
> Cérat simple 20 gr.
> Iodoforme 2 gr.

L'extraction de l'astragale est présentée au
malade comme *absolument indispensable*, mais
il aime mieux attendre.

14 Novembre.

Un nouvel abcès s'ouvre au dessus du premier.
Je m'assure qu'il communiquera bientôt avec lui.

> Même traitement local. —
> Même traitement géné-
> ral. — De nouvelles
> excoriations sont pansées
> à l'iodoforme.

La situation s'aggrave jusqu'au 30.

La suppuration devient plus abondante autour
de la tête astragalienne à laquelle il est presque
impossible d'imprimer le plus léger mouvement.

L'état général est de plus en plus inquiétant.

10 Décembre.

Le malade se décide à laisser faire l'extraction
lorsqu'on lui a bien expliqué, que, *s'il est*

*possible en somme d'espérer la sortie spontanée
de l'os pour une époque encore bien éloignée,
il est infiniment probable que des accidents
terribles , pouvant éclater à tout instant,
viendront bien avant cette même époque mettre
un terme à ses jours.*

13 Décembre. — Examen de l'astragale.

J'introduis une sonde en argent entre les chairs
et le col de l'astragale à différentes reprises et en
contournant plusieurs fois la saillie osseuse. Aidé
dans cette recherche par un astragale de *cabinet,*
je remarque bientôt que si j'engage la sonde
entre la tête osseuse et la pointe du pied, je
me heurte *contre la face malléolaire externe*, et
d'autre part je rencontre invariablemement *une
surface articulaire étendue* lorsque je passe
au dessous de l'astragale. Ne pouvant croire à la
possibilité d'un semblable déplacement, je fus
cependant obligé de me rendre à l'évidence et
d'admettre dès ce moment que l'os luxé avait été
renversé sur lui-même, que sa face supérieure
était bien maintenant inférieure et enfin que par
un mouvement de rotatation sur l'axe vertical la
tête était venue se diriger directement en
dehors.

14 Décembre. — Extraction de l'os.

L'os étant saisi fortement au moyen d'un
davier, j'exerce une traction progressivement

plus accentuée directement en dehors. La résistance assez considérable que j'éprouve ne me paraissant pouvoir provenir que des parties molles, je continue à tirer me disposant à sectionner tout près de l'os les attaches qui auraient pu, contre toute attente, s'opposer à son extraction.

Après quelques minutes, sans avoir varié en rien la direction première de l'effort, j'obtenais l'os luxé, la face articulaire en bas, dans la position qui avait été reconnue.

La douleur fut considérable, bien que l'agrandissement journalier de la plaie circulaire m'ait permis de ne faire précéder l'extraction que d'une incision de deux centimètres dirigée vers la pointe du pied.

Le malade avait refusé l'anesthésie.

TRAITEMENT.

Bourdonnets de charpie très-légèrement mouillés au moyen d'une solution phéniquée dans toute l'étendue de l'excavation astragalienne après qu'elle a été parcourue par des injections qui me permettent de m'assurer que l'abcès postérieur ne communique pas avec l'excavation. — Diète. — Sulfate de quinine.

15 Décembre.

Rien de particulier.

19 Décembre.

Le malade a mieux dormi, il a mangé avec plaisir. Mêmes pansements.

17 Décembre.

Bonne suppuration dans l'excavation astragalienne.

Après ces trois jours d'attente, je redresse le pied et je cherche à pousser le talon vers la ligne médianne. Cette manœuvre n'a que peu de succès.

18 Décembre.

Bonne situation, l'excavation n'est déjà plus si profonde. Le pus qui s'échappe de l'abcès a meilleur aspect.

La situation s'améliore jusqu'au 27.

Le 28, le pied est placé dans une sorte de boîte ou gouttière à pans droits exécutée par le menuisier du village et que je fais disposer de telle façon qu'il est possible au moyen de vis en bois traversant les planches et se terminant à l'intérieur de la boite par des pelotes de forme appropriée,

1° De refouler le talon en dehors.

2° De redresser le métatarse.

3° De ramener la malléole externe en dedans.

4° De panser librement les plaies à travers des échancrures pratiquées à la scie à main.

Le malade ne se plaint pas d'un certain degré de pression exercée par les pelotes. Son état général ne donne plus aucune inquiétude — le gonflement a beaucoup diminué, le pied a encore une forme bien défectueuse. L'excavation astragalienne ne logerait pas un œuf de pigeon.

29 Décembre.

Même état.

3 Janvier 1883.

On obtient quelque redressement mais le talon resiste toujours beaucoup, l'abcès postérieur est fermé.

14 Janvier.

L'excavation se réduit à une fente de un demi-centimètre de profondeur ; la malléole externe qui la domine, commence à se dessiner assez nettement.

Appétit excellent, bon someil.

Cicatrisation complète le 9 février sans autre incident.

25 février.

Le blessé commence à marcher avec l'aide de ses béqiulles et il appuie même légèrement son pied gauche sur le sol.

En résumé, l'astragale luxé à lui seul et totalement avait perdu ses rapports avec le pied et avec la jambe, et venait faire saillie en dehors après avoir quitté sa cavité comme « le noyau d'une cerise que l'on presserait entre les doigts. »

Il m'est impossible de me figurer comment simultanément, ou successivement à un très-court intervalle, l'astragale a pu voir se rompre tous ses ligaments, se renverser sur son axe antéro postérieur de façon à rendre inférieure sa face supérieure, et enfin, se plaçant franchement en travers, présenter sa tête sur la face externe du pied. Et cependant tout cela est arrivé.

L'extraction de l'astragale a été pratiquée et a confirmé pleinement la position renversée de l'os.

Cette opération a exigé une traction bien plus considérable qu'on n'aurait pu le supposer. Il semble en effet que l'absence de toute connexion organique et le temps écoulé auraient du activer la nécrose de l'os et rendre sa sortie moins pénible.

Je me permettrai en terminant de citer le précieux conseil de Maurice Richard au sujet des luxations de l'astragale. « Sachez attendre et n'amputez qu'absolument contraint. »

J'ajouterai... et encore !

Aujourd'hui 12 mars, Laurent Legros, dont le pied est revêtu d'une chaussure, commence à marcher et s'applaudit vivement d'avoir arrêté nos couteaux.

Dr DEVOISINS.

Rabodanges, 12 Mars 1883.

On pourra se demander s'il n'y a pas eu d'autre lésion osseuse, j'avoue que je suis encore dans le doute à ce sujet.

NOTE

L'astragale est un os du pied situé entre le calcanéum et les os de la jambe.

Il se compose d'un *corps* irrégulièrement cuboïde réuni à une *tête* arrondie par un *col*.

Sa face supérieure présente une partie articulaire convexe d'avant en arrière articulée avec le tibia.

Sa face externe est pourvue d'une facette triangulaire articulée avec le péroné, son sommet supérieur correspond à une saillie nommée *apophyse externe de l'astragale*.

Sa face antérieure ou *tête* s'articule avec le scaphoïde.

Sa face inférieure présente deux facettes articulaires reposant sur le calcanéum.

En somme, l'astragale s'articule avec le tibia, le péroné, le calcanéum et le scaphoïde.

On nomme luxations complètes ou luxations doubles de l'astragale celles dans lesquelles cet os perd toute espèce de rapports avec les os voisins.

Un pareil échappement de l'astragale peut se produire dans des directions bien différentes, en avant, en dedans, en dehors, en arrière, par rotation par renversement complet.

Certains auteurs révoquent en doute l'existence des luxations avec renversement complet de l'os luxé (1).

---

(1) Pathologie chirurgicale de W. Roser. Marbourg 1870.

Ce qui prouve tout au moins qu'elles sont très-loin d'être fréquentes.

C'est principalement en dedans vers le bord interne du pied que l'on voit l'astragale déplacé (2) et ce sont les luxations en dehors qui s'accompagnent le plus fréquemment d'une déchirure des téguments au dessous de la malléole externe (3).

On n'est point encore parvenu à imiter sur le cadavre la luxation complète de l'astragale, et on ne peut se figurer sa production qu'en admettant une combinaison de forces luxant simultanément l'articulation inférieure et l'articulation supérieure de cet os.

Ainsi, dans les luxations en avant, une flexion dorsale exagérée avec adduction ou abduction violente amène la rupture des ligaments aussi bien dans l'articulation tibio-tarsienne que dans l'articulation inférieure de l'astragale, et chasse cet os de sa cavité articulaire. Une rotation simultanée du pied autour de son axe longitudinal peut contribuer à la séparation de l'astragale et déterminer sa sortie d'un côté ou de l'autre.

(2) Adolphe Richard, Paris 1880.
(3) Docteur Fano.

Alençon. — Imp. MARCHAND-SAILLANT, rue du Cours, 7.